DE
L'INFLUENCE

EXERCÉE SUR LE MORAL

PAR LES MALADIES DES

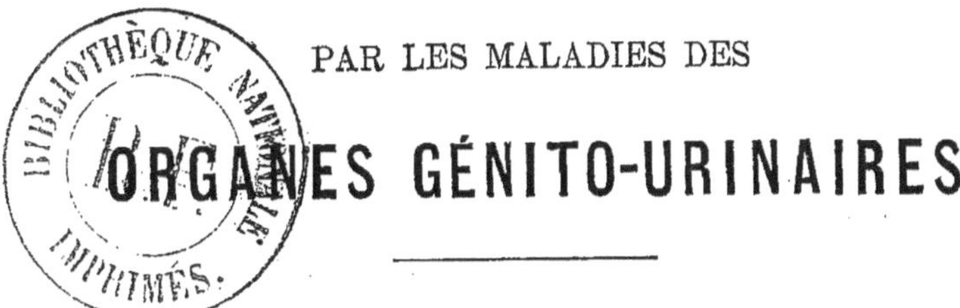

ORGANES GÉNITO-URINAIRES

DISCOURS D'INSTALLATION

A la Présidence de la Société des Sciences médicales de Lyon

PAR LE

Dr Félix BRON,

Président de la Société des Sciences médicales de Lyon,
Membre de la Société nationale de Médecine,
Ancien Chef de Clinique chirurgicale, — Lauréat de l'École de Médecine, etc.,
Officier d'Académie, — Chevalier de l'Éperon d'Or,

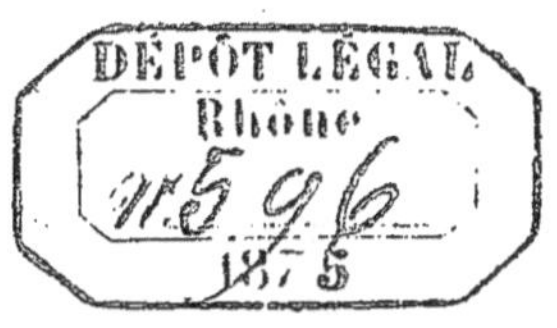

LYON

ASSOCIATION TYPOGRAPHIQUE

C. RIOTOR, rue de la Barre, 12.

1875

DE
L'INFLUENCE
EXERCÉE SUR LE MORAL
PAR LES MALADIES DES
ORGANES GÉNITO-URINAIRES

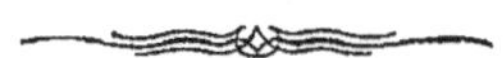

Messieurs,

L'historien, avant de livrer à la publicité le fruit de ses
études, bien souvent veut parcourir le pays dont il parle. Il
contrôle alors les faits en les suivant sur place ; il marque
les points principaux et groupe les détails en raison de leur
vraisemblance. Il visite ensuite les monuments qui marquent
le passage des peuples ; il les juge dans leurs œuvres ; il pèse
leurs actes, leur rôle et leur influence ; il donne ensuite ses
réflexions ; et, dans un chapitre à part, il trace ce qu'on appelle la philosophie de l'histoire.

L'étude de la maladie entraîne le médecin dans le même
courant ; aussi est-il appelé à l'envisager, non plus en elle-
même, mais dans son influence sur la société où elle sévit.
Nos livres classiques restent malheureusement presque
tous dans le terre-à-terre de la description des symptômes,
qu'ils groupent pour former une entité. Les détails qu'ils
nous donnent, nous font perdre de vue, bien des fois, le mal
dans son ensemble ; aussi quand nous les avons tous parcou-
rus, c'est à peine si nous pouvons nous faire une idée de la

maladie. Exactement comme si ayant vu toutes les pierres d'un édifice et les avoir étudiées dans leur coupe, nous prétendions connaître la construction et juger son architecture...

Nos sociétés de médecine suppléent à ces *desiderata*. Les discussions animées et savantes que nous y entendons, nous donnent une idée plus large des choses, par les vues différentes où elles sont envisagées.

Permettez-moi, Messieurs, de jeter aujourd'hui un coup d'œil sur l'influence qu'exercent les maladies des organes génito-urinaires sur l'individu qui en est atteint, et consécutivement sur la Société. Contrairement à ceux du siècle dernier, peu de livres de notre temps en parlent, — et ceux-là en parlent peu.

En parcourant mes notes recueillies à la clinique de Bonnet, j'ai été frappé de cette assertion répétée bien des fois que « *le premier moyen de reconnaître une maladie, était de penser à elle.* » Il nous disait cela surtout à propos des affections utérines qui donnent à la femme des douleurs partout, sauf sur le point affecté.

Chez les hommes les choses ne se passent pas de la même façon, mais beaucoup éprouvent tant de peine à avouer qu'ils ont une maladie des organes urinaires ou génitaux, que ce n'est qu'après avoir énuméré tous les troubles survenus dans l'organisme entier ; nous avoir dit l'état de la digestion, de la circulation, de la respiration, sans oublier le système nerveux dans tout ce qu'il présente de bizarre, qu'ils se décident, pressés par des questions directes, à dire leur mal. Ce premier aveu, une fois fait, il est facile de se convaincre que chez eux, comme chez la femme, la machine tout entière est ébranlée ; et que le retentissement de ce mal, insignifiant en apparence, se fait sentir sur tous les points du corps et souvent en masque la cause.

Le découragement et l'ennui qui l'accompagnent, troublent, bien vite, les digestions et ajoutent leur influence fâcheuse à ces premiers désordres. Les causes de tristesse se multiplient ensuite par cette réaction réciproque. Elles occasionnent de l'anxiété à l'épigastre, altèrent la sécrétion biliaire et provoquent de l'embarras gastrique. Peu après il survient un développement plus ou moins grand de gaz abdominaux, qui ne tarde pas à prendre dans la description des symptômes, une place des plus importantes..... Ce sont les premiers effets qu'on observe en dehors de la sphère des organes urinaires.

Quand ces désordres s'accentuent, ils dominent tout le reste et constituent à eux seuls, au moins en apparence, le mal tout entier. Ils durent ensuite d'autant plus que la cause est ancienne et plus tenace.

Ils donnent le change au médecin lui-même, pour peu que son attention soit détournée du point de départ et commencent généralement le cortége de toutes les misères qui affligent ces malades. La plupart d'entr'eux se vouent alors spontanément à une existence pénible. Relégués loin de la société par les mille inconvénients et les exigences secrètes de leur infirmité, ils prennent la vie en dégoût et nourrissent trop souvent l'idée de s'en défaire.

L'un d'eux m'avait fait part à plusieurs reprises de sa détermination d'en finir avec la vie. Je n'en croyais rien. Mais un jour qu'il éprouvait dans le canal des chatouillements plus forts que de coutume, il se présenta chez moi pour que je le guérisse, cette fois, « *tout de bon* ». — Je lui passai une bougie de neuf millimètres de diamètre : calibre exceptionnel, mais que je choisis exprès pour lui démontrer, un fois de plus, l'inutilité de l'urétrotomie qu'il réclamait. Elle passa, comme je m'y attendais, très-bien ! — et se remettant sur le fauteuil, en se palpant avec la main, il me dit : « *Vous m'avez guéri !* ...... — En même temps il sortit de sa poche un pistolet chargé, puis un second, chargé aussi, et m'avoua son parti pris d'en finir avec la vie, si je n'avais pas réussi!....

En général, on peut dire que les affections des voies urinaires sont des causes de suicide trop peu connues et plus fréquentes qu'on ne pense. Les désordres qui surviennent dans cette fonction, la douleur, l'ennui et le désespoir qu'elles entraînent, modifient le caractère et troublent l'intelligence. Ces effets sont d'autant plus désastreux et certains

que la maladie est chronique et localisée dans le voisinage
du col de la vessie; car ils portent à la fois sur les deux appa-
reils urinaire et génital.

Est-il besoin de dire que la gravité n'influe en rien sur
les conséquences que nous signalons ? Puisque les sensations
sont perverties , l'état mental l'est aussi; c'est justement
le défaut de concordance entre la cause et les effets qui con-
stitue le mal dont nous parlons.

Une des conséquences les plus immédiates des maladies
des organes urinaires, est une diminution des forces géni-
tales. Quelle qu'elle soit , fut-ce une simple blemorrhée ou
même une névralgie, cela arrive toujours. C'est un des effets
qui attire des premiers l'attention des malades qui s'en affec-
tent en raison des conditions sociales où ils vivent.

Il faut croire que ce sentiment de l'impuissance dont ils
se croient menacés, est bien humiliant, car ils n'en font jamais
l'aveu, même à leur médecin, qu'en se servant de nombreu-
ses circonlocutions, sans jamais dire la chose. Ils ont peine
d'ailleurs à comprendre qu'une urétrite chronique, qui ne se
montre que par une goutte au méat, le matin; qu'une contrac-
tion du col vésical, qui souvent ne se manifeste que par des
pesanteurs dans les reins, puisse affaiblir et abolir les érections ; aussi ils oublient bien vite la cause, pour ne s'occuper
que de la faiblesse qu'elle engendre. Cette faiblesse devient
pour eux une préoccupation constante. Leur imagination sur-
excitée, en calcule toutes les conséquences. Ils prennent alors
en cachette les remèdes les plus excitants sur le conseil de
personnes inexpérimentées, dont ils recueillent les paroles
avec autant d'empressement que de dissimulation person-
nelle.

La diminution de la force génésique, résultat de la lésion,
est ainsi augmentée par l'influence morale qui la transforme
en une véritable impuissance.

Arrivés à ce point, rien ne peut donner une idée de leur
désespoir. Ils se croient perdus sans ressources ou au moins
privés à jamais de toute satisfaction sur terre. Leur pensée

est fixe ; toujours tournée de ce côté. Il en sont d'autant plus convaincus que la disparition de la cause qui leur avait été donnée comme le signal du retour à la vie, n'agit plus depuis longtemps sur leur imagination.

Le médecin a besoin d'un tact très-grand pour ramener ces esprits égarés, car trop souvent ils prennent des déterminations qui enchaînent leur existence.

La méfiance qu'ils ont de leurs forces les paralysent davantage; et les essais infructueux qu'ils ne manquent pas de tenter, les convainquent de leur incurabilité. Le célibat d'un grand nombre n'a pas d'autre cause; et les idées religieuses, de morale ou de convenance qui servent à l'expliquer, ne sont souvent que des prétextes.

Pour peu que l'impuissance dure, elle fait perdre à ces malheureux la conscience intime de leur dignité et leur donne le sentiment de leur propre déchéance. Ils y sont plus sensibles qu'à la perte des honneurs et de la fortune, et leur plus grand soin est de la cacher.— Qu'on ne s'y trompe pas, du reste, ce sentiment de la virilité ne tient ni à l'éducation ni aux institutions; on le voit chez tous les hommes et chez tous les peuples : c'est la manifestation de l'instinct de la propagation, le plus puissant après celui de la conservation.

Il est impossible, on le comprend, que les fonctions animales soient troublées à ce point, sans que celles qui dépendent du cerveau le soient aussi. La perturbation qu'amènent les maladies des organes urinaires s'observent dans tous les rouages de l'économie et en modifient le jeu. La volonté et le caractère, qui reflètent, mieux que tout autre, l'état de bien-être du sujet, donnent les premières manifestations de ce dérangement général. On voit les malades devenir entêtés et perdre la spontanéité qui les a jusque-là distingués. Ils ne peuvent alors prendre aucun parti ; ils restent dans une perpétuelle incertitude et ne se fixent à rien.

Je crois pouvoir, à ce propos, rappeler ce que nous avons lu dans les journaux de l'époque.

En 1866, Napoléon III était à Vichy au moment où la

guerre austro-prussienne allait se déclarer (1). Il souffrait, paraît-il, beaucoup d'une rétention d'urine. A ce moment, MM. Rouher et de La Valette insistaient auprès de lui pour que la France prît une attitude ferme envers les belligérants: l'un, en faveur de l'Autriche, l'autre, en faveur de la Prusse. Le souverain les écoutait alternativement et paraissait, dit-on, goûter les raisons qu'ils donnaient; mais plus préoccupé de son mal, il ne prit aucune décision. Notre pays parut ainsi se désintéresser des événements qui se passèrent près de lui : et, malgré l'inquiétude de tous, nos voisins nous enlevèrent, dans cette campagne, la prépondérance militaire que des siècles de luttes nous avaient acquise.

Qui peut dire aujourd'hui que la pierre vésicale découverte chez lui, en 1870, n'a pas pesé, à cette époque, dans la balance des destinées de la France ? Je crois, au moins, que *l'affection vésicale et la rétention d'urine* qui en était la conséquence ont tellement absorbé le souverain, qu'ils l'ont empêché de *vouloir*, et, qu'au lieu de guider les événements, comme il lui eût été facile de le faire, s'il se fût bien porté, il en a été, et pour cette raison, la victime.

Puisque nous prenons cet exemple, reportons-nous à quelques années avant : à ce moment où quelques libertés ont été octroyées à la nation. Elles ont coïncidé, si vous vous le rappelez, avec des bruits vagues d'abord, mais bien vite confirmés, d'une maladie génito-urinaire. L'empereur ne pouvait plus garder alors la direction des affaires; et, son impulsion manquant, lui, la cheville ouvrière, nous n'avons pas tardé à être témoins d'un relâchement général dans la direction de toutes les administrations, et, en particulier, de l'armée. Le pays s'affaissait comme son maître !... Reconnaissant son impuissance, il conçut l'idée de donner à son gouvernement les allures d'un gouvernement parlementaire. C'est alors que nous vîmes se former le ministère dit d'*honnêtes gens*...

---

(1) Les considérations que j'émets au sujet de la maladie de Napoléon III sont exclusivement médicales. Je repousse, comme étrangère à ma pensée, toute interprétation politique.

Si, se dégageant de toute arrière-pensée et rompant avec les traditions de sa famille et ses anciens errements, il eût eu la volonté de modifier la Constitution, plus dynastique que nationale, qu'il avait faite à une époque de force, il eût réussi. Mais l'édifice péchait par la base et ne pouvait être couronné. Les choses devenues, par le fait, inconciliables, annulèrent les meilleures volontés de l'entourage nouveau qu'il s'était créé, par la position fausse qu'elle faisait à tous. La contradiction flagrante de ses actes et de ses pensées, les marquait au coin de la stérilité et reflétait ce qui se passait dans son esprit. C'est à partir de cette époque, et toujours pour la même raison, que les fautes se sont succédées par le manque de logique et ont amené sa chute.

Je n'ai pas à entrer ici dans d'autres considérations qui m'entraîneraient sur le terrain brûlant de la politique; mais je ne puis m'empêcher, en observant l'évolution humaine exclusivement au point de vue médical, de regretter cette omnipotence individuelle qui donne à une nation les signes de caducité inhérents à l'homme qui la dirige. Et, à présent que le moment de la réflexion est venu, et, après avoir été témoins de la puissance et de l'éclat qui ont marqué la première moitié du règne, ne pouvons-nous pas dire avec vérité : si l'empereur n'avait pas eu, sur la fin, une maladie des organes urinaires, qui peut dire que tous les malheurs qui nous accablent nous seraient arrivés !...

Non-seulement la volonté s'affaiblit, mais le caractère change sous l'influence du trouble survenu dans ces organes. Ces malades n'ont plus ni franchise, ni expansion; préoccupés d'eux seuls, ils n'aiment personne ; ils n'éprouvent plus d'émotions en dehors d'eux, et l'histoire nous montre qu'ils sont incapables d'un acte de courage ou d'une impulsion généreuse ; ils sont morts aux sentiments d'honneur et de patrie.

La susceptibilité morale augmente, en général, avec les exacerbations du mal. Impatients et irascibles, ils deviennent vite exigeants et injustes. Tout les aigrit et les irrite ; la plupart finissent par ne plus pouvoir supporter que les soins d'une personne dévouée dont ils font le tourment.

Ils éprouvent, dans leur affection, un vide affreux. Ils ne s'intéressent à rien ; tout les fatigue et les ennuie. L'existence leur pèse, sans autre cause apparente qu'un profond dégoût pour tout ce qui pourrait leur faire aimer la vie. Ce sentiment les suit partout et les pousse au suicide.

Leur digestion, leurs selles, la quantité de mucus observé au méat, tout, jusqu'aux plus petites sensations, est analysé minutieusement; les rêves eux-mêmes tiennent une place dans leurs récits et leur pronostic.

Quelque sombre cependant que soit ce tableau, — et semblable à un coup de vent qui chasse les nuages les plus épais et les plus menaçants pour nous montrer un ciel pur, — il suffit d'une légère amélioration pour tout le changer. Quand la maladie présente des intermittences, les fonctions s'améliorent, surtout les digestions (1). Ils accusent alors un sentiment de bien-être général et]de vigueur; ils manifestent leur joie avec une vivacité et une expansion qui contraste avec leur humeur des jours précédents; mais qu'un retour survienne, et de suite ces apparences de bonheur font place à l'abattement et à la mélancolie.

Cette mobilité dans les symptômes amène l'inégalité d'humeur qu'on leur reproche trop et ces bizarres changements dans leurs goûts et leurs affections, qui font de ces caractères une énigme insaisissable.

Si, à présent, on tient compte, comme nous le fait remarquer Lallemand, de l'attention continuelle que ces malades sont obligés d'apporter au choix de leurs aliments, de leurs boissons, de leurs vêtements; à l'état de leurs digestions, de leurs selles, de leurs urines; à tous les changements que subit l'atmosphère sous le rapport de la température, de l'hygrométrie, de l'électricité; si on tient compte encore de tous les

---

(1) Lallemand, *Des Pertes séminales involontaires*.

symptômes qu'ils rapportent à l'estomac, aux intestins, des tourments que leur causent les gaz abdominaux, les palpitations, les oppressions, on verra que la réunion de tous ces symptômes donne précisément la description la plus complète de ce qu'on appelle l'hypocondrie. »

Le cerveau ne reste pas étranger à cette perturbation générale; il est, au contraire, avec les organes digestifs, un des premiers à en éprouver le contre-coup. Le trouble cependant qui survient, varie avec l'éducation et les dispositions premières; et, toutes choses égales d'ailleurs, on comprend qu'une intelligence privilégiée soit moins atteinte de ce côté, de même qu'un malade dans la force de l'âge. Cette influence fâcheuse est très-commune, et souvent on cherche le point de départ bien loin. On ne soupçonne pas dans le monde la cause qui flétrit de belles intelligences, et il faut toutes les confidences du cabinet pour y croire, tant elles sont dissimulées.

De leur côté, les travaux intellectuels de tous genres, quand ils sont poussés trop loin, irritent et affaiblissent ces organes (1). Je ne veux pour preuve que ce qu'on observe chez les hommes de lettres, les artistes, les savants, qui se livrent avec trop d'ardeur et de continuité à l'œuvre qui les passionne. Il y a là une cause locale, il est vrai, qui est le besoin d'uriner souvent retenu, et qui provoque des contractures du col vésical et toutes les conséquences du séjour prolongé de l'urine dans la vessie; mais il y a aussi une vive excitation cérébrale, qui provoque une espèce d'échauffement, surtout si le travail exige une position assise. La contention d'esprit et le défaut d'exercice, nous dit Lallemand, amènent bientôt une fluxion du côté des centres nerveux aux dépens du reste de l'économie, fluxion qui affaiblit à la longue toutes les fonctions et les dérangent, en commençant par les moins fortes. C'est alors que les érections diminuent

---

(1) Lallemand, *loc. cit.*

et disparaissent. Cela semble d'abord naturel, à cause de la direction des idées ; mais bientôt le travail devient, à son tour, plus difficile, troublé qu'il est par les souffrances des maladies qui sont sous la dépendance de l'affection urinaire. — Les malades se trouvent ainsi dans un cercle vicieux.

Les excès de travaux scientifiques sont donc, eux aussi, dans quelques circonstances, le point de départ du mal, qui, une fois développé, entrave la carrière où miroitait la fortune et la gloire. Je connais quelques médecins qui ont renoncé au concours pour cette raison, et bien des artistes ont été arrêtés pour cela dans la voie qu'ils s'étaient tracée ; en sorte que, de par l'expérience, je puis dire combien sont grandes les relations des maladies des organes génitaux avec le cerveau, et combien est puissante l'influence de ces deux organes l'un sur l'autre.

Remarquons toutefois, que, dans ces conditions, si les fatigues cérébrales ont eu un rôle provocateur, la maladie urinaire s'est ensuite opposée au rétablissement des fonctions intellectuelles ; et celles-ci n'ont, à leur tour, repris leur force première que lorsque le mal local a disparu.

J.-J. Rousseau (1), dans ses *Confessions* et dans sa *Correspondance*, nous parle longuement des tourments que lui a donnés la rétention d'urine qu'il a eue. Il nous en décrit tous les symptômes, ainsi que les complications de toutes sortes qui sont survenues. Il nous fait passer par les angoisses qu'à du éprouver une nature sensible comme la sienne. Mais l'influence qu'elles ont exercée sur son cœur, Rousseau ne s'en est peut-être pas rendu compte ; on peut seulement s'en assurer en lisant ce qu'ont dit de lui, de son caractère et de ses habitudes, ses amis et ses familiers. Il ne déguise pas, lui, combien son imagination était fortement impressionnée par les souffrances continuelles, et il cite certains actes de sa vie qui ont été la conséquence directe de cet état.

---

(1) Lallemand et Auguste Mercier ont discuté, chacun à leur point de vue, la maladie de Rousseau. Nous empruntons à ce dernier les réflexions qu'elle lui a suggérées.

A ce point de vue, tous les individus intelligents frappés d'une de ces maladies, qu'à tort ou à raison on n'avoue pas dans le monde, se ressemblent. Ils fuient la société et la détestent. Ils la contredisent sur toutes choses, parce qu'ils s'y trouvent mal à l'aise : de là les hardiesses d'esprit et les paradoxes les plus inattendus. Ils ne croient devoir aucune concession aux usages et aux convenances d'un monde dont ils ne partagent pas le plaisir. Enfin, la solitude, la nécessité et l'habitude des soins journaliers engendrent l'égoïsme et un égoïsme d'autant plus enraciné qu'il est alimenté sans cesse par la cause même qui l'a fait naître.

Tel a été Rousseau : mécontent de l'humanité, mécontent du corps social, mécontent de tout ce qui l'entourait. Ami du paradoxe jusqu'à choisir par boutade le contrepied des idées reçues ; maudissant les exigences tracassières de la société et ne craignant pas de porter, en plein Paris, pour sa commodité, un habit arménien.

Lui et Montaigne, qui avait une pierre dans la vessie, n'ont pu pardonner leurs souffrances à leurs médecins et ils ont cherché à discréditer sérieusement la médecine. Mais c'est là encore une influence néfaste de la maladie. On voit toutefois chez Rousseau que ce ne fut jamais que l'effet du dépit ; et Bernardin de St-Pierre qui eut aussi à supporter bien de ses bourrasques, assure qu'il se les est plusieurs fois reprochées. « *De tous les savants*, disait-il, *ce sont ceux qui savent le plus et le mieux.* »

Je m'arrête sur ce mot, Messieurs. Tous ceux qui ont assisté à vos séances peuvent en proclamer la vérité. Peu de questions, en effet, ont été traitées dans cette enceinte, sans être étudiées sous toutes leurs phases ; aussi vos discussions sont-elles placées au premier rang dans les recueils scientifiques.

L'honneur que vous m'avez fait d'y présider, me serait une lourde tâche, si la courtoisie, signe distinctif d'une bienveillance réciproque, ne l'eût rendue facile et attrayante. C'est sur cette bienveillance que je compte, comme je vous prie de compter sur ma bonne volonté, pour me tenir à la hauteur de la place que vos suffrages m'ont assignée.

En prenant possession de ce fauteuil, Messieurs, que mon honorable prédécesseur, dont vous avez apprécié le caractère autant que la science, accepte par ma bouche, ainsi que Messieurs les membres du Bureau, les remercîments de la Société.

Que notre secrétaire général, l'âme de nos réunions, qui, par son zèle infatigable, a su imposer à vos suffrages une réélection constante et toujours sympathique, nous conserve son appui. Il nous est d'un précieux secours ; et ce n'est pas trop demander, que de lui voter un témoignage tout particulier de notre attachement et de notre reconnaissance.

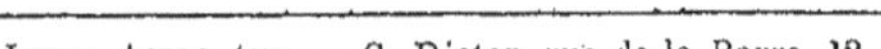

Lyon, Assoc. typ. — C. Riotor, rue de la Barre, 12.

PRINCIPAUX TRAVAUX DU DOCTEUR FÉLIX BRON

Du traitement des retrécissements de l'urèthre, spécialement dans les cas graves et difficiles. — Paris, 1855.

Nouvelles considérations sur les retrécissements du rectum. — Lyon, 1856.

De la préférence à donner à l'éther sur le chloroforme dans la pratique chirurgicale. — Lyon, 1857.

Nouvelle sonde destinée à limiter les injections dans le canal de l'urèthre. — Lyon, 1858. — Avec planches.

Remarques sur le caractère, la cause, la nature et le traitement de la fièvre qui survient après les opérations pratiquées dans le canal de l'urèthre, — Lyon, 1858.

Nouvel uréthrotome coupant à des profondeurs variables, d'arrière en avant et d'avant en arrière, sur conducteur. — Lyon, 1859. — Avec planches.

De la déviation et du redressement des genoux en dedans. — Lyon, 1861.

Du crayon de nitrate d'argent affaibli à différents degrés et de ses avantages comme modificateur. — Paris, 1862.

Notions physiologiques sur la sensibilité de la muqueuse urinaire et la contractilité de l'urèthre chez l'homme. — Paris 1862.

De l'infection putride et du pansement des plaies. — Paris, 1863.

Extraction d'une croisoire de la vessie. Réflexions sur la migration des corps étrangers dans les voies urinaires. — Paris, 1863.

Nouvelles sondes-gouttières et avantages qu'elles présentent dans le traitement, par la dilatation, des retrécissements difficiles à franchir. — Lyon, 1864. — Avec planches.

Du rôle de l'élément mécanique dans la production, la persistance et la guérison spontanée des rétrécissements de l'urèthre.— *Mém. lu au Congrès Médical de Lyon.*—Lyon, 1864.

Lettre à M. Auguste Mercier, sur les motifs de préférer la taille à la lithotricie chez les vieillards atteints de la pierre. — Lyon, 1864.

L'uréthrotomie à la Société de Chirurgie. — Lyon, 1866.

Observation d'uréthrotomie externe. Un épanchement urineux motive-t-il cette opération. — Lyon, 1866.

Du mécanisme de la rétention d'urine chez les vieillards. — Paris, 1867. — Avec planches.

Extraction de 724 pierres de la vessie d'un vieillard. — Guérison. — Lyon, 1870.

Histoire d'une ambulance sur le champ de bataille. — Lyon, 1871.

Étude sur la fièvre uréthrale et sur l'uréthrotomie. — Lyon, 1872.

De la Névropathie urétrale. — Lyon, 1872.